L'ACTION INTIME

ET LES

INDICATIONS THÉRAPEUTIQUES

DES

EAUX D'ÉVIAN

Chimie Biologique et Hématospectroscopie

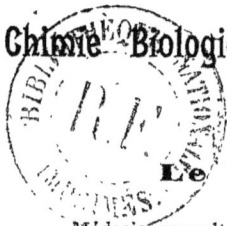

PAR

Le Dʳ F. CHIAÏS

Médecin consultant à Évian-les-Bains (Haute-Savoie)

Médaille de Bronze en 1886

Médaille d'argent en 1888 — 1889 — 1896

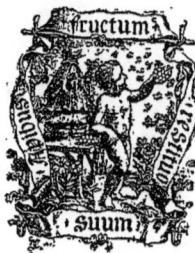

PARIS

SOCIÉTÉ D'ÉDITIONS SCIENTIFIQUES

4, RUE ANTOINE-DUBOIS, 4

—

1897

PRINCIPALES PUBLICATIONS DE L'AUTEUR

sur les Eaux d'Évian

ACTION PHYSIOLOGIQUE DES EAUX D'ÉVIAN. — Travail honoré d'une médaille de bronze par M. le Ministre du Commerce sur proposition de l'Académie de médecine — 1886. Resté inédit.

EAUX D'ÉVIAN ET ARTHRITISME. — Travail honoré d'une médaille d'argent par M. le Ministre de l'Intérieur sur proposition de l'Académie de médecine — 1888. (Camille Coulet, Montpellier. — G. Masson, Paris).

NUTRITIONS PATHOLOGIQUES ET EAUX D'ÉVIAN. — TRANSFORMATION DE LA NUTRITION PATHOLOGIQUE HYPOAZOTURIQUE EN NUTRITION NORMALE. — Travail honoré d'une médaille d'argent par M. le Ministre de l'intérieur sur proposition de l'Académie de médecine — 1889 (Camille Coulet, Montpellier. — G. Masson, Paris).

NEURASTHÉNIE ET GOUTTE HYPOAZOTURIQUES. — Indications que remplit l'Eau d'Évian — 1891. (Camille Coulet, Montpellier. — G. Masson, Paris.

TROUBLES NUTRITIFS CHEZ LES ARTÉRIO-SCLÉREUX. — Indications que remplit l'Eau d'Évian — 1892. (Camille Coulet, Montpellier. — G. Masson, Paris.

LA NON IDENTITÉ DES FONCTIONS PHYSICO-CHIMIQUES DU MILIEU ORGANIQUE EN ÉTAT DE SANTÉ ET EN ÉTAT DE MALADIE. (Congrès de Caen 1894).

LES EAUX D'ÉVIAN DANS L'ARTHRITISME. — LA NEURASTHÉNIE. — LA GOUTTE. — Travail honoré d'une médaille d'argent par M. le Ministre de l'Intérieur sur proposition de l'Académie de médecine. — Paris, Société d'Éditions Scientifiques — 1896.

NOTA. — La conclusion générale des recherches de l'auteur sur l'action spécifique des Eaux d'Evian est que : **Le traitement méthodique par les Eaux d'Evian est indiqué dans toutes les manifestations de l'arthritisme quand l'évolution de la diathèse a déprimé et affaibli les malades.**

L'ACTION INTIME

ET LES

INDICATIONS THÉRAPEUTIQUES

DES

EAUX D'ÉVIAN

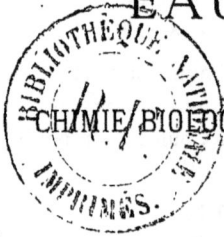

CHIMIE BIOLOGIQUE ET HÉMATOSPECTROSCOPIE

CONFERENCE

PAR

Le Docteur F. CHIAÏS

Médecin consultant à Évian-les-Bains (Haute-Savoie)

« La démonstration du fait physique ne suffit pas à satisfaire l'esprit humain ; il faut, en outre, a dit avec raison Tyndall, que nous connaissions la cause intime et invisible du fait, que nous découvrions les principes en vertu desquels les phénomènes sont produits. »

La tendance de l'esprit humain est en médecine ce qu'elle est en physique : l'observation du fait ne suffit pas à satisfaire la curiosité médicale, elle veut savoir encore le comment de ce fait, et, dans la mesure du possible, le pourquoi de ce fait.

Mis en présence des effets évidents des Eaux d'Evian, le médecin et le malade se posent donc tout naturellement ces deux questions :

Comment les Eaux d'Evian agissent-elles ?

Pourquoi les Eaux d'Evian agissent-elles ?

L'empirisme ne peut pas répondre à ces questions. La science peut y répondre. Elle est actuellement en état d'y répondre. Ses réponses sont nettes, précises.

Cette affirmation a comme point d'appui, ce que la science ne peut pas discuter : elle a la matérialité des faits.

C'est la matérialité des faits qui nous permettra de nous

convaincre que nous ne sommes pas le jouet d'une imagination trop ardente quand nous présentons les Eaux d'Evian, comme des eaux minérales de premier ordre.

Que n'a-t-on pas dit pour nier les Eaux d'Evian ?

On les a même suspectées d'être un peu la créature directe de la grande publicité.

La publicité peut faire beaucoup, mais elle ne peut pas faire d'un fragment de cristal un précieux diamant.

Les Eaux d'Evian sont modestes dans leurs allures. Elles ne laissent pas facilement voir leurs qualités et leurs vertus. Elles n'ont même pas de mauvais goût ! ! C'est un grand défaut pour des eaux minérales. Elles sont au contraire agréables et même très agréables.

Elles sont agréables et à cause de leur fraîcheur, et à cause de leur limpidité, et à cause de leur parfaite aération, et surtout à cause de leur faible minéralisation.

Ces qualités de bon aloi leur ont fait et leur font encore du tort.

Ce sont ces qualités de bon aloi qui font que plus d'un médecin met en doute leur valeur médicinale.

J'ai été du nombre des sceptiques.

Parmi vous n'en est-il pas plus d'un qui s'est laissé gagner par le doute médical le jour où il but son premier verre d'eau de la Source Cachat ?

Les *apparences* semblent donner raison aux sceptiques ; elles disent que les Eaux d'Evian ne sont que des eaux de source d'une pureté sans égale.

La *réalité* démontre que si elles sont sans égales comme eaux de table, elles sont aussi d'une grande valeur comme agent thérapeutique.

La physiologie pathologique, appuyée par la physique et la chimie, démontre qu'elles ont une puissance curative qui se traduit par des faits palpables, par des faits matériels que nul ne peut contester.

Quand les Eaux d'Evian sont méthodiquement administrées et administrées suivant les indications que l'expérience nous a appris à connaître ; elles produisent des modifications constitutionnelles qui aboutissent à une inversion du mode nutritif de l'individu. D'une nutrition de malade, elles font une nutrition de personne en parfaite santé.

Elles sont un puissant moyen pour convertir les organismes

touchés par l'hérédité arthritique. Elles transforment la constitution et modifient les tempéraments.

Elles sont un puissant moyen pour relever les forces de tous les déprimés par fatigue du système nerveux, car, par la rapide diffusion des liquides qu'elles provoquent dans les cellules, elles créent des forces vives.

Le surmenage n'a pas de plus puissant, de plus actif agent curateur, parce que le surmenage ralentit toutes les fonctions ; et les Eaux d'Evian, en activant les forces physico-chimiques intra-organiques, permettent aux fonctions de reprendre leur activité normale.

Les Eaux d'Evian sont peu minéralisées, mais leur minéralisation harmonique en fait un vrai sérum dilué : l'analogue du sérum sanguin.

Tous les minéraux que le sang contient, l'Eau d'Evian les contient aussi, à l'exception d'un seul : le chlorure de potassium.

Voici l'énumération des composés minéraux dont Weber a constaté la présence dans les cendres du sang :

Potasse.
Soude.
Chaux.
Magnésie.
Oxyde de fer.
Chlorure de sodium.
Chlorure de potassium.
Acide phosphorique.
Acide sulfurique.
Acide carbonique.
Acide silicique.

Et voici l'énumération des composés minéraux que M. Barral trouvait en 1882 dans les Eaux d'Evian :

Potasse.
Soude.
Chaux.
Oxyde de fer.
Chlorure de sodium.
Acide phosphorique.
Acide sulfurique.
Acide carbonique.
Acide silicique.

Un seul sel du sang manque aux Eaux d'Evian, c'est le chlorure de potassium.

Elle contient ce que le sang ne contient pas, de l'acide azotique et de l'alumine.

L'analogie qui rapproche les Eaux d'Evian du sérum sanguin va ressortir très nette du tableau que nous avons fait dresser pour vous présenter côte à côte l'analyse des cendres du sérum sanguin et l'analyse des cendres des Eaux d'Evian.

Ce tableau donne :

Dans une première colonne, l'énumération des sels minéraux que l'on rencontre et dans le sang et dans les Eaux d'Evian.

Dans une seconde colonne, les quantités de ces matières minérales qui sont contenues dans un gramme de cendres de sérum sanguin.

Dans une troisième colonne, les quantités de ces mêmes matières minérales contenues dans un gramme de cendre d'Eaux d'Evian desséchées à 110° centigrades.

Quantités des matières minérales contenues dans un gramme de cendres de sérum sanguin et dans un gramme de cendres d'Eau d'Evian.

	Sérum sanguin	Eau d'Evian	
Chlorure de sodium.	0.7288	0.0034	—
Chlorure de potassium	»	0	—
Potasse	0.0295	0.066	+
Soude	0.129	0.020	—
Chaux	0.0228	0.360	+
Magnésie	0.0027	0.118	+
Oxyde de fer	0.0026	0.0046	+
Acide phosphorique	0.0173	0.00166	—
Acide sulfurique	0.0210	traces	—
Acide carbonique	0.0440	0.384	+
Acide silicique	0.0020	0.0133	+
Acide azotique	0	0.033	+
Alumine	0	0.0066	+

Le rapprochement comparatif de la composition minérale du sérum sanguin et de la composition minérale de l'Eau d'Evian est intéressant et curieux.

Le gramme de cendre d'Eau d'Evian contient moins de chlorure de sodium, pas de chlorure de potassium, moins de soude, moins d'acide phosphorique, moins d'acide sulfurique

que le gramme de cendre du sérum ; mais il contient plus de potasse, plus de chaux, plus d'oxyde de fer, plus d'acide carbonique. plus d'acide silicique ; et en outre, de l'acide nitrique et de l'alumine, que ne contient pas le sérum sanguin.

La portée de ce rapprochement sera bien saisie quand vous saurez ce qu'il faut évaporer d'Eau d'Evian pour obtenir un gramme de cendres desséchées à 110° centigrades et que vous connaîtrez ce que contiennent comme sels minéraux et la totalité du sérum sanguin et la totalité de la masse sanguine.

Pour avoir un gramme des sels minéraux contenus dans les Eaux d'Evian, il faut en évaporer 3333 grammes.

La masse totale du sérum sanguin contient 25 grammes 52 centigrammes de sels minéraux.

La masse totale du sang en contient 48 grammes 46 centigrammes.

En absorbant 3333 centimètres cubes d'Eau d'Evian, nous portons dans le plasma du sang une quantité de sels minéraux égale et même supérieure à la 25me partie de ce que ce plasma contient comme composants minéraux : et dans la masse totale du sang, la 48me partie environ de sa masse minérale totale.

Si les Eaux minérales ne devaient être jugées qu'à la balance chimique, vous voyez par ce rapprochement du plasma sanguin et de l'Eau d'Evian que la quantité de matières minérales que nous absorbons dans le cours d'un traitement à Evian n'est pas une dose insignifiante.

Dans les 18 à 20 jours de traitement nous portons dans notre plasma sanguin, même en ne prenant que des doses modérées d'Eau d'Evian. plus des deux tiers de la quantité totale des composants minéraux que ce plasma contient et dans notre masse sanguine totale près du tiers des masses minérales qui entrent dans la composition du sang.

Est-ce directement par l'apport de leurs éléments minéraux que les Eaux d'Evian agissent sur l'organisme ?

L'analogie des composants minéraux du sang et de l'Eau d'Evian porte à le supposer.

Réunissez tous les sels des Eaux d'Evian, faites-les prendre en poudre, vous n'obtiendrez pas ce que vous obtenez avec ce tout harmonique qu'on appelle l'Eau d'Evian. Les composants minéraux, sans nul doute, interviennent dans l'action des Eaux d'Evian, mais à eux seuls ils ne font pas cette action.

L'analogie n'est bonne conseillère dans la science que si l'expérimentation réalise les résultats qu'elle nous laisse supposer par induction.

Or, l'expérimentation nous apprend que ni l'eau seule, ni les sels seuls ne sont capables de réaliser les effets des Eaux d'Evian. Pour avoir les effets des Eaux d'Evian, il faut prendre les Eaux d'Evian telles qu'elles viennent de la profondeur du sol.

Comment agissent les Eaux d'Evian ?

Le premier fait qui frappe l'observateur qui étudie les Eaux d'Evian est le suivant :

Les Eaux d'Evian s'éliminent, chez le plus grand nombre de personnes, par la sécrétion urinaire avec une rapidité qui surprend, qui étonne. *Si tôt bues — si tôt rendues.* Telle pourrait être leur devise.

Ce phénomène physiologique (quand l'organisme a été entraîné méthodiquement pendant 3 à 4 jours par des doses d'Eau d'Evian lentement progressives : l'Eau étant prise le matin à jeun par doses de 200 cent. cubes espacées de 20 en 20 minutes), évolue de la manière suivante :

Une heure environ après que le premier verre d'Eau d'Evian a été bu : Excitation rénale suivie immédiatement d'une excitation vésicale qui provoque un assez pressant besoin d'uriner : cette première miction est peu abondante et foncée en couleur.

20 à 25 minutes après cette première miction, second besoin d'uriner ; cette fois l'urine est en quantité assez grande, elle est très claire, elle est presque incolore :

Si on continue à boire de 20 en 20 minutes, les mictions se succèdent de 20 en 25 minutes.

Cesse-t-on de boire ? Deux heures après la prise du dernier verre d'Eau d'Evian, on a rendu bien souvent par les reins un peu plus d'eau qu'il n'en avait été pris en boisson.

Voici un exemple de cette rapide élimination. Le malade en observation en était à son douzième jour du traitement.

De 7 heures 10' à 8 heures 50' il avait pris 9 verres d'eau de la source Cachat. Il n'avait espacé les prises d'Eau que de 10 minutes:

à 8 heures 15' il rendait par la sécrétion urinaire 390 c. c.
à 8 heures 50' — — 500 c. c.
à 9 heures 35' — — 500 c. c.
à 9 heures 45' — — 325 c. c.

à 10 heures 17' il rendait par la sécrétiou urinaire 355 c. c.

à 10 heures 48' — — 208 c. c.

Le total des diverses mictions est à 10 h. 48' de 2. 278 c. c.

Il avait bu, de 7 heures 10' à 8 heures 50', 2.150 c. c. Par conséquent, 2 heures après avoir bu son dernier verre, le malade en observation avait rendu 128 cent. cubes d'eau de plus qu'il n'en avait pris en boisson avec l'Eau de la source Cachat.

L'activité de la fonction rénale devient telle qu'à chaque révolution circulatoire totale, un homme de 65 kilogrammes arrive à éliminer 15 à 16 fois plus d'eau que dans les conditions ordinaires de la vie ; à chaque révolution totale du sang, au lieu de 0.70 centigrammes d'eau, les reins en laissent échapper plus de 11 grammes.

L'effet de rapide élimination des Eaux d'Evian par les reins que nous venons de préciser dans ses détails est connu *grosso-modo*, depuis longtemps, et par les médecins et par les malades qui fréquentent Evian.

C'est cet effet qui a fait recommander les Eaux d'Evian dans les maladies des voies urinaires et dans la gravelle.

Des masses considérables d'eau se précipitant des reins dans les voies urinaires devaient être capables d'entraîner hors de l'organisme et sécrétions morbides et calculs. C'est ce que l'observation démontre tous les jours être vrai.

Dans cet entraînement mécanique, les Eaux d'Evian opèrent par lavage.

Serait-ce là leur seul mode d'agir ?

S'il en était ainsi, il n'y aurait que les graveleux, que les vésicaux qui devraient se bien trouver des Eaux d'Evian. L'expérience démontre qu'il est beaucoup d'autres malades qui peuvent non seulement s'améliorer, mais même se guérir à Evian. Ce sont tous ceux que l'arthritisme a marqués de son empreinte : les goutteux, les dyspeptiques, les neurasthéniques, les artério-scléreux, les cardiaques, les asthmatiques, les hépatiques les obèses, les diabétiques *quand l'évolution de leur diathèse les a déprimés et affaiblis.*

Dans les formes dépressives de toutes les maladies qui tiennent à la grande famille de l'arthritisme, les Eaux d'Evian font merveille si elles sont rapidement éliminées par la sécrétion urinaire. Tous les surmenés, quelle que soit la cause de leur surmenage, y retrouvent une vie nouvelle.

Pourquoi ?

C'est que la rapide élimination de l'eau par les reins provoque une rapide circulation, dans tout l'organisme, de tous les liquides qui imbibent les éléments cellulaires. La diffusion et l'imbibition devenant très actives, les réactions chimiques augmentent en proportion. Ces deux forces suppléent en grande partie l'incitation nerveuse momentanément affaiblie, soit par l'évolution de la maladie diathésique, soit par le surmenage.

Si nous voulons procéder dans notre étude sur l'action intime des Eaux d'Evian suivant les règles strictes de la science ; nous ne devons rien affirmer sans preuve. La proposition que nous venons d'émettre doit être démontrée.

Nous allons la démontrer.

Tout le monde sait ce qu'est *l'imbibition*, ce qu'est la *diffusion* : ·

Quand un verre de vin se verse sur une nappe vous voyez la tache colorée s'étendre rapidement : c'est la *diffusion* qui en est cause.

Quand vous plongez une éponge à peine humide dans l'eau, vous voyez l'eau la pénétrer, la gonfler : on dit en terme vulgaire qu'elle s'imbibe d'eau. La force qui fait que l'éponge se gonfle d'eau, les physiciens l'appellent l'*imbibition*.

En sucrant votre café, tenez votre carré de sucre en contact avec la surface du liquide par un de ses angles, vous voyez le café monter et envahir rapidement tout le morceau de sucre. Le liquide marche en sens contraire de la pesanteur par le fait de la diffusion et de l'imbibition et de la capillarité. La pesanteur entraîne le liquide vers le bas. La diffusion et l'imbibition le portent vers le haut. C'est la diffusion et l'imbibition qui triomphent.

Prenez trois à quatre fils de coton, roulez les ensemble, plongez un des bouts dans une bouteille pleine d'eau et laissez l'autre bout tomber hors de la bouteille un peu plus bas que le fond : Si le fil intérieur touche le fond de la bouteille, l'imbibition et la diffusion aidées, par la pesanteur, videront la bouteille jusqu'à la dernière goutte.

Ces deux forces : l'imbibition et la diffusion, sont incessamment en activité dans notre organisme. La circulation du sang et de la lymphe, les sécrétions et les excrétions de nos glandes font qu'elles ne s'arrêtent jamais dans leur fonctionnement ; si elles s'arrêtaient, la mort s'en suivrait.

Ces deux forces sont si peu tapageuses, si peu bruyantes qu'elles ont à peine éveillé l'attention des physiologistes et des médecins : et nous venons de dire, cependant, que si elles s'arrêtaient dans leur fonctionnement la vie s'arrêterait aussi dans son fonctionnement.

Quelle est donc leur puissance ?

Que sont-elles capables de produire ?

Les physiciens ont résolu ces deux questions : Ils nous ont démontré que même dans les corps sans vie l'imbibition et la diffusion produisaient des actes électriques et des actes calorifiques ; c'est-à-dire engendraient de la chaleur et de l'électricité.

Dans les corps vivants elles n'engendrent pas seulement de la chaleur et de l'électricité, elles provoquent des dédoublements chimiques, déterminent la translation de la matière et le mouvement d'association des molécules : elles sont les conditions nécessaires, indispensables, à la mise en activité des réactions chimiques intra-organiques.

Vous avez sans doute entendu parler des rotifères : ce sont de curieux animalcules dont on peut suspendre la vie par une dessiccation lente. Desséchés ils supportent des températures qui les tueraient instantanément quand ils sont imbibés de liquide. Rien ne distingue le corps d'un rotifère desséché du corps d'un rotifère mort ; dans l'un comme dans l'autre corps, pas de sensibilité, pas de mouvement, pas d'actes chimiques. Mettez dans l'eau le rotifère qui a été lentement desséché, le mouvement reparaît et toutes les fonctions de la vie reparaissent. L'eau par diffusion a imbibé l'animal : il y a eu intervention de forces physiques, qui rendent à nouveau possibles les réactions chimiques intra-organiques. Les réactions chimiques intra-organiques ne sont pas la vie : mais elles sont les conditions des manifestations de la vie. Ce sont elles qui nous donnent la chaleur qui nous anime, la force musculaire qui est l'origine de tous nos mouvements, la force nerveuse qui est la condition du fonctionnement de notre sensibilité et de notre intelligence, les sécrétions qui préparent nos aliments à l'assimilation et à la désassimilation.

L'*imbibition* et la *diffusion*, qui sont les deux adjuvants indispensables de toutes les réactions chimiques intra-organiques, sont donc nécessairement les deux forces qui aident le plus la vie dans son fonctionnement, dans son entretien, dans sa perpétuité.

Les Eaux d'Evian qui sont capables d'accélérer dans notre organisme la circulation intra-cellulaire en accélérant les mouvements d'imbibition et de diffusion doivent être capables aussi d'activer les réactions chimiques.

Cela est-il ?

Neuf ans d'expérimentation nous ont démontré que cela est : nous allons en donner la preuve.

Pour faire comprendre cette preuve, un mot de préambule peut ne pas être inutile. Je ne dois pas oublier que j'ai comme bienveillants auditeurs des personnes qui peuvent ignorer complètement la physiologie.

L'œuf, la viande, le lait, les légumes, le pain contiennent des substances qu'on appelle des substances azotées, des substances albuminoïdes : ces deux mots sont synonymes.

Ces substances digérées dans notre estomac et dans notre intestin sont absorbées, assimilées puis désassimilées.

La désassimilation peut être comparée à une véritable combustion ; elle est comme le feu qui consume le bois. Que résulte-t-il de la combustion du bois ? De la chaleur, des gaz et des vapeurs et un résidu pulvérulant que nous trouvons au foyer lorsque le feu est éteint : c'est-à-dire des cendres.

Quel est le résultat de la désassimilation ? De la chaleur, des gaz et des vapeurs et un résidu pulvérulant que l'on appelle : les produits excrémentitiels et qui sont de véritables cendres.

Les grands feux donnent de grands tas de cendres.

Les grandes réductions intra-organiques donnent de grandes quantités d'excréta.

La nature des cendres dépendra de la nature du combustible. Si le combustible contient surtout des sels de soude, comme les varechs, les cendres contiendront surtout des sels de soude. Si le combustible contient surtout des sels de potasse ; les cendres contiendront surtout des sels de potasse.

Les excréta qui résultent de la combustion intra-organique des aliments analogues à la viande : œufs, fromages, lait, etc., contiennent comme corps excrémentitiels dominant, ce que les chimistes ont appelé : l'urée.

L'urée s'élimine presque uniquement par les reins. Elles est le résultat des dédoublements, des hydratations, des déshydratations, des oxydations qui composent les étapes successives de notre chimie intra-organique, chimie qui se passe dans nos éléments cellulaires de par la vie et pour l'entretien de la vie.

Ce préambule établi : revenons aux Eaux d'Evian.

Si les Eaux d'Evian rapidement éliminées, sont par cela même capables d'activer dans notre organisme les réactions chimiques : la quantité d'urée doit nécessairement augmenter pendant le traitement.

C'est ce qui a lieu.

J'ai relevé de nombreuses observations confirmatives : j'espère ne pas abuser de votre patience en vous en présentant quatre

Le premier malade que je vous citerai rendait avant le traitement 15 grammes d'urée, quelquefois moins, dans les 24 heures; il pesait 62 kilogrammes   Le 15ᵉ jour du traitement il en rendait 34 grammes 21 centigr.

Le 2ᵉ malade, pesant 85 kilogrammes, rendait avant le traitement de 16 à 17 grammes d'urée par 24 heures; le 11ᵉ jour du traitement il en rendait 29 grammes 19 centigr.

Le 3ᵉ malade, pesant 92 kilogrammes, rendait 16 grammes à peine d'urée avant le traitement; le 9ᵉ jour du traitement il en rendait 33 grammes 20 centigrammes.

Le 4ᵉ malade, pesant 80 kilogrammes, ne rendait que 16 à 17 grammes d'urée avant le traitement; le 19ᵉ jour du traitement il en rendait 27 grammes 51 centigr.

Rapprochez les chiffres.

15 et 34

16 et 29

16 et 33

16 et 27

et vous aurez la démonstration matérielle, mathématique, que les Eaux d'Evian grâce à leur rapidité de diffusion et de circulation dans l'organisme, sont capables d'accélérer les réactions chimiques intra-organiques.

Vous comprenez maintenant pourquoi elles sont utiles dans toutes les maladies à forme dépressive, dans toutes les maladies qui s'accompagnent d'affaiblissements nerveux, dans toutes les maladies par surmenage qui ont momentanément épuisé la réserve d'influx nerveux et trop déprimé, par l'usure, l'incitation primordiale que l'élément anatomique a reçu au moment de sa naissance.

N'est-ce pas le cas de dire ici avec le poëte : « Le vrai peut quelquefois n'être point vraisemblable. »

Parce que je ne vous ai parlé que des augmentations de l'urée, n'allez point croire que ce n'est pas sur la totalité des réactions chimiques intra-organiques que retentit l'action si puissante de la rapide diffusion et de la rapide circulation intra-organique des Eaux d'Evian. Elle retentit sur la totalité des réactions chimiques, car tous les composants des cendres qui sont produites par nos combustions, par nos réductions intra-organiques sont rendus en plus grande quantité.

Ainsi, les quatre malades dont je vous ai parlé il y a un instant rendaient avant le traitement :

Le 1er de 52 à 53 grammes de produits urinaires solides.

Le 2e de 55 à 56   —   —   —

Le 3e de 59 à 60   —   —   —

Le 4e de 54 à 55   —   - -   —

L'action des Eaux d'Evian élève la somme totale des solides urinaires :

Du 1er malade à 95 grammes.

Du 2e malade à 88 grammes.

Du 3e malade à 93 grammes.

Du 4e malade à 78 grammes.

Rapprochons les chiffres.

52 et 95

55 et 88

59 et 93

54 et 78

et nous avons la preuve matérielle, mathématique que c'est bien sur l'ensemble de toutes les réactions chimiques intra-organiques que l'Eau d'Evian agit quand elle se diffuse rapidement et s'élimine rapidement.

Les faits sont là palpables, et cependant les Eaux d'Evian restent encore des eaux minérales que l'on discute.

Quand on parle de l'activité des Eaux d'Evian le sourire vient aux lèvres de plus d'un médecin et plus d'un fidèle client d'Evian n'ose pas affirmer leur activité, même après qu'il vous a avoué avec franchise qu'il s'en est admirablement trouvé, que sous son influence ses digestions se sont régularisées, son système nerveux s'est rééquilibré, ses forces se sont refaites et qu'il a ainsi repris plaisir à la vie.

Le scepticisme doctrinal est, de tous les scepticismes le plus difficile à déraciner.

A l'homme sans préventions une preuve suffit pour faire sa conviction : cent preuves font difficilement la conviction dans l'esprit du sceptique doctrinal.

Comme c'est surtout par doctrine que l'on met en doute l'action médicale des Eaux d'Evian, permettez-moi de vous retenir encore un instant pour demander à un rayon de lumière de vouloir bien nous dire s'il est réellement vrai que les Eaux d'Evian activent les fonctions nutritives des tissus au moment où à cause de leur rapide élimination par la sécrétion urinaire, elles accélèrent le mouvement d'imbibition et de diffusion des liquides, qui pénètrent tous nos éléments cellulaires.

Faites passer un rayon de lumière à travers un prisme, et après qu'il a passé, recevez-le sur un écran, vous ne retrouverez plus sur l'écran la lumière blanche, vous retrouverez le spectre solaire.

C'est un rayon de lumière blanche que nous décomposerons ainsi, qui nous dira si réellement les Eaux d'Evian activent les actions chimiques des tissus.

Ce rayon nous le faisons arriver sur notre ongle ; il pénètre en pleins tissus vivants, fonctionnants, se réfléchit, sort de l'ongle, et dès qu'il est sorti nous le faisons passer à travers un prisme qui nous donnera, au lieu du rayon de lumière blanche, le spectre solaire :

Violet, indigo, bleu, vert, jaune, orangé, rouge, bâtonné par des lignes transversales, que l'on appelle les lignes de Frauenhoffer, et partiellement obscurci sur deux points, constamment les mêmes, par deux bandes ombrées.

Si vous recevez le rayon de lumière blanche directement dans le prisme vous aurez le spectre solaire et les lignes de Frauenhoffer, mais vous n'avez pas les deux bandes ombrées que nous avons remarquées sur le spectre produit par le rayon qui venait de sortir par réflexion du milieu des tissus en plein fonctionnement.

C'est avec ces éléments que, grâce aux belles études du docteur Hénoque et à son gentil petit hématospectroscope à vision directe, nous pouvons mesurer l'activité des tissus surpris en plein fonctionnement.

Voici la manière de procéder :

On arrête la circulation dans la dernière phalange du pouce à l'aide d'un lien élastique appliqué autour de la seconde phalange.

Une certaine quantité d'oxygène, du gaz qui nous fait vivre, du gaz qui fait brûler notre feu, notre lampe, reste enfermé dans ce faible espace et emmagasiné dans la matière qui donne au sang sa couleur. C'est dans ce magasin que les tissus le puiseront au fur et à mesure de leurs besoins.

Si les tissus fonctionnent rapidement, le magasin sera rapidement vidé.

Si les tissus fonctionnent lentement, le magasin sera vidé lentement.

Quand la substance colorante du sang ne contient plus d'oxygène, les physiologistes disent qu'ils ne contient plus d'oxyhémoglobine : c'est ainsi que les chimistes ont dénommé le composé instable qui est formé par la combinaison de la matière colorante du sang avec l'oxygène. C'est ce composé instable qui est le vrai magasin d'approvisionnement d'oxygène pour les tissus.

Comment peut-on savoir, si le magasin s'est vidé rapidement, ou s'il s'est vidé lentement ; c'est-à-dire si la réduction de l'oxyhémoglobine a été lente ou si elle a été rapide ?

Mais on peut le savoir très rapidement avec l'hématospectroscope à vision directe du docteur Hénocque.

Nous avons appris à connaître la différence qu'il y avait entre le spectre du rayon de lumière blanche qui n'avait traversé que le prisme et le spectre du rayon de lumière blanche qui, avant de traverser le prisme, avait pénétré à travers nos tissus en plein fonctionnement.

Le spectre du rayon qui a traversé les tissus en plein fonctionnement présente deux bandes ombrées que l'on ne trouve pas sur l'autre spectre.

Ces deux ombres toujours fixées près des mêmes lignes de Frauenhoffer sont produites par la matière colorante du sang combinée avec l'oxygène, c'est-à-dire l'oxyhémoglobine.

Quand les tissus ont décomposé l'oxyhémoglobine les deux ombres disparaissent. Si le sang circule, la provision d'oxygène se renouvelle et l'ombre est constante sur le spectre. Si la circulation est entravée ; dès que la matière colorante du sang n'a plus d'oxygène, les ombres disparaissent nécessairement.

Dans l'expérience du docteur Hénocque, la circulation est entravée et la provision va s'épuiser rapidement si les tissus fonctionnent très activement, lentement s'ils fonctionnent lentement.

La rapidité de la disparition des deux ombres peut servir à mesurer l'activité des tissus. Rien de plus simple, après quelques jours d'exercice, que de saisir ce moment qui est comme l'*alpen blow* des fonctions des tissus: c'est un éclair passager de lumière qui gagne le spectre tout entier; il s'éteint bien vite; une ombre couvre tout le spectre; l'asphyxie commence.

Dans les conditions ordinaires de la vie, la réduction de l'oxyhémoglobine emprisonnée dans la dernière phalange du pouce par le lien élastique se fait en 70 secondes :

Quand l'organisme est soumis aux effets de la rapide élimination d'eau que provoque l'Eau d'Evian, la réduction de l'oxyhémoglobine dans les mêmes conditions d'expérience se fait en 35 à 40 secondes et quelquefois même en moins de 30 secondes.

Le rayon de lumière, que nous venons d'interroger, nous répond comme les réactifs chimiques et comme la balance, que les Eaux d'Evian méthodiquement administrées produisent une suractivité fonctionnelle de tous les tissus, quand elles sont rapidement éliminées par la sécrétion urinaire.

Vous devez être convaincus actuellement que les Eaux d'Evian ne sont pas indifférentes. Un auteur, et un auteur qui fait autorité en médecine thermale, dit en parlant des Eaux d'Evian : « On leur a attribué une signification thérapeutique et une portée curative que nous ne saurions admettre. Nous hésitons à voir, dans l'emploi des Eaux d'Evian, autre chose qu'un traitement hydrothérapique administré dans des conditions spéciales. »

L'auteur qui a écrit de pareilles affirmations avait oublié un dicton qui a encore et qui aura encore longtemps de la valeur en médecine : « Expérience passe science. »

La vérité de ce dicton aurait dû lui inspirer un peu de modestie. Dire d'une médication qu'on n'a jamais expérimentée et que d'autres ont expérimentée avec succès, qu'on ne saurait l'admettre, n'est ni le dire d'un homme de science, ni le dire d'un homme d'expérience.

Une expérience déjà presque séculaire, confirmée par des expérimentateurs et des observateurs consciencieux et savants, ne mériterait d'être traitée avec un pareil dédain que si on avait de par soi des faits scientifiques permettant de démontrer que médecins et malades avaient été le jouet d'une illusion.

La science vient aujourd'hui confirmer les faits établis par l'expérience : j'espère que dans une nouvelle édition de son œuvre l'auteur voudra bien s'en rapporter un peu moins à son opinion et un peu plus et à l'expérience et à la science quand il parlera des Eaux d'Evian.

Un des grands obstacles au progrès en médecine, c'est de se croire en devoir de donner toujours et quand même une réponse à toutes les questions qui se posent.

Que de questions à résoudre en médecine ! Que de questions qui longtemps encore n'auront d'autre réponse que les affirmations de l'empirisme !

La science est un perpétuel devenir. Quand elle ne peut pas encore répondre à nos questions, mieux vaut nous en tenir à notre interrogation que de nous mettre en lieu et place de la science et de répondre par notre opinion.

Il est bon de répondre : je ne sais pas, quand on ne sait pas. On affirme alors qu'il faut chercher, qu'il faut expérimenter.

Emettre une opinion, c'est se donner l'illusion d'une connaissance réelle, alors qu'on peut n'être que le jouet de son imagination.

L'activité des Eaux d'Evian et leur mode d'agir sont démontrés par un ensemble de preuves physiologiques, chimiques, physiques.

Nous pouvons affirmer que c'est en connaissance de cause que nous les ordonnons, car nous savons ce que nous pouvons attendre de leur activité.

Nous pouvons obtenir de leur activité tout ce qu'elles peuvent donner, car nous savons comment elles agissent.

Nous avons agrandi le champ de leurs indications, parce que nous savons pourquoi elles agissent.

Peu d'eaux minérales présentent, comme les Eaux d'Evian, une solution scientifique nette des questions que la médecine se pose sur leur action, sur leur mode d'action et sur le pourquoi de leur action.

Pour la plupart des Eaux minérales on en est réduits encore aux résultats donnés par l'empirisme. C'est l'empirisme qui a fait découvrir l'action des Eaux minérales ; c'est l'empirisme qui a permis de découvrir et la nature et la forme des maladies sur lesquelles elles agissent. C'est au nom de cet empirisme, fondé sur une induction légitime, qu'on les a ordonnées, et c'est encore au nom de ce même empirisme qu'on continue à les ordonner avec succès aux malades. Ce ne sera cependant que quand la science aura donné pour toutes les Eaux minérales des solutions aussi précises, aussi nettes que celle qu'elle nous a données pour les Eaux d'Evian qu'on pourra dire :

L'hydrologie scientifique est faite !

Indications thérapeutiques.

Toute découverte scientifique a sa sanction pratique.

Y a-t-il des sanctions pratiques aux connaissances scienti-fiques que nous venons d'acquérir en étudiant l'action in-time des Eaux d'Evian ?

Dans le cours de notre conférence nous avons déjà fait mention de quelques déductions pratiques qui découlaient des connaissances positives que nous acquérions sur le mode d'action des Eaux d'Evian : nous allons en finissant notre causerie résumer ces déductions dans leur ensemble pour qu'il vous soit possible de répondre au grand mot utilitaire que se pose le gros du public lorsqu'on lui fait connaître la solution d'une question scientifique : A quoi cela sert-il ?

1° *La connaissance du passage rapide des Eaux d'Evian par les voies urinaires* nous explique pourquoi on utilise les Eaux d'Evian depuis plus d'un siècle dans tous les cas où il peut être question d'entraîner hors des voies urinaires soit un calcul, soit une sécrétion morbide. Calculeux et malades atteints d'inflammation chronique des voies urinaires se trouvent en effet très bien, au point de vue local, d'une cure méthodique par les Eaux d'Evian.

2° *L'action des Eaux d'Evian sur les réductions chimiques des tissus* nous apprend pourquoi les Eaux d'Evian sont indiquées dans toutes les atonies du système nerveux et dans toutes les atonies des voies gastriques et de leurs dépendances glandulaires: foie, pancréas, glandes gastriques et glandes intestinales. Ces atonies sont fréquentes chez un grand nombre de neurasthéniques, chez beaucoup d'hypochondriaques, chez un certain nombre d'asthmatiques, de gastralgiques, chez le plus grand nombre de goutteux atones, chez les morphinomanes, etc. Ces malades rendent très fréquemment par la sécrétion urinaire moins de liquide qu'ils n'en prennent en boisson et présentent non moins fréquemment une masse totale de solides urinaires inférieure de plus d'un tiers à la masse urinaire physiologique

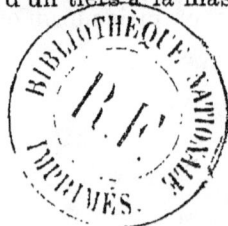

Activez la circulation intra-cellulaire de l'eau des boissons et son élimination rapide par les reins et vous verrez la masse totale des solides urinaires revenir aux proportions physiologiques et tous les troubles pathologiques fonctionnels disparaître. C'est ce que vous pouvez réaliser avec les Eaux d'Evian.

3° *L'action des Eaux d'Evian sur la réduction totale et complète des albuminoïdes* nous donne le moyen de guérir les auto-intoxications chroniques : car les toxines sont des dérivés directs des albuminoïdes. On comprend ainsi pourquoi la dyspnée toxique des artério-scléreux n'a pas de meilleur agent curateur que les Eaux d'Evian : Dans la période prescléreuse de l'artério-sclérose les Eaux d'Evian parachèvent le traitement par la trinitrine et les iodures. Les dyspepsies toxiques à marche chronique guérissent sûrement par la cure méthodique par les Eaux d'Evian. La claudication cérébrale et le surmenage cérébral des collégiens, dont l'origine est souvent due à l'auto-intoxication, ne résistent pas à la circulation rapide intra-cellulaire des Eaux d'Evian : on comprend très facilement le pourquoi de ce fait puisque l'imbibition, la diffusion rapide des liquides et la capillarité développent dans l'organisme des forces électriques et des forces caloriques utiles au fonctionnement nutritif et au développement de tous les tissus. Tous les surmenages qui provoquent de l'hypoazoturie absolue ou de l'hypoazoturie relative trouvent à Evian mieux que de l'amélioration, ils y trouvent la guérison de leurs troubles nutritifs et de presque tous les symptômes pathologiques. Voilà ce que nous avons appris en découvrant l'action des Eaux d'Evian sur la réduction totale des albuminoïdes.

4° *Les recherches* de M. P. Schutzenberger et les recherches complémentaires de M. Armand Gautier *sur la constitution des substances albuminoïdes* nous ont enseigné que « l'albumine correspond à la constitution d'une uréidide et d'une oxamide complexes unies dans une même molécule, laquelle, par hydratation, donnerait à la fois les produits de dédoublement qui répondent à l'urée et à l'oxamide dans le moule desquels elle est coulée, à savoir l'acide carbonique, l'acide oxalique, l'ammoniaque et un résidu contenant les divers radicaux bivalents R", P", Q", S', qui entraient dans la composition de ces amides complexes. » Nous comprenons très-bien depuis ces belles découvertes pourquoi le traitement méthodique par les Eaux d'Evian nous donne des résultats thérapeuti-

ques dans l'oxalurie et dans la diathèse urique. Les albuminoïdes étant réduits à leurs résidus extrêmes de décomposition
par la diffusion rapide et l'élimination rapide des Eaux d'Evian,
l'oxalurie doit diminuer comme diminue la formation en excès
de l'acide urique. C'est ce que l'observation clinique nous a
démontré être vrai.

5° *L'action* si puissante *des Eaux d'Evian sur la réduction
de l'oxyhémoglobine* a-t-elle quelque indication en médecine ?
Les recherches du Dr Henocque nous permettent de répondre
affirmativement. La diminution de l'activité de la réduction de
l'oxyhémoglobine est presque de règle chez les chlorotiques·
« La chlorose dit M. le Dr Henocque, est une anémie avec
ralentissement des échanges. Cette notion, qui est d'ailleurs
tout à fait en rapport avec ce que nous savons de plus précis
sur la nutrition des chlorotiques offre une grande importance
dans la thérapeutique de la chlorose ; car il ne suffit pas, chez
les malades, d'employer la médication martiale (le fer sous ses
formes si diverses) dans le but de rétablir la richesse du sang
en globules et en hémoglobine, il faut encore exciter la nutrition générale de façon à obtenir une activité des échanges normale, d'où la nécessité d'employer les moyens dynamogéniques
de la nutrition, généraux, comme l'hydrothérapie, les frictions,
l'exercice, ou thérapeutiques, tels que la strychnine, l'ozone, etc.
Cette notion explique bien les cas où l'anémie ayant disparu
passagèrement ou définitivement, la chlorose persiste, et même
dans un âge plus avancé se transforme en manifestations arthritiques ou goutteuses, qui sont aussi une autre forme de ralentissement des échanges. » Si M. le Dr Henocque eut connu les
résultats, si utiles au point de vue pratique, et si curieux au
point de vue scientifique, du traitement méthodique par les Eaux
d'Evian sur les échanges nutritifs et les réductions de l'oxyhémoglobine il aurait recommandé certainement comme cure com-
plémentaire de la chlorose une cure à Evian. La cure à Evian
achève ce que laisse d'incomplet dans le traitement de la chlorose la cure par les ferrugineux.

Il n'y a pas que la chorose qui présente une diminution de
l'activité de réduction de l'oxyhémoglobine. « La diminution
de l'activité de réduction, ajoute M. le Dr Henocque, s'observe
comme manifestation symptomatique dans la plupart des
affections qui amènent des modifications dans la nutrition,
soit dans certaines anémies avec altération du système hémato-

poiétique, c'est-à-dire avec troubles dans la formation du sang, telle que la lymphadénie, la scrofule, où elle peut descendre au quart de la normale, soit dans les troubles de nutrition générale, tels que l'obésité, l'anémie de croissance. Les affections intestinales, telles que les dyspepsies gastro-intestinales, les entérites chroniques, la dysenterie, peuvent s'accompagner d'une dénutrition telle que l'activité descend à 0,55 — 0,50 et moins encore.

« Cette diminution d'activité peut dépendre des troubles nerveux ; en effet, elle a été constatée chez un grand nombre de névropathes, des hystériques, des neurasthéniques, chez ceux qui ont subi un choc nerveux où dont le cerveau a été le siège d'accidents organiques. »

Le plus grand nombre de ces malades présente en même temps que la lenteur de la réduction de l'oxyhémoglobine une diminution des échanges chimiques de la nutrition. La constatation de ce double fait scientifique nous permet de comprendre pourquoi il y a avantage pour ces malades de demander aux Eaux d'Evian les bénéfices de leur action stimulante sur la nutrition et sur la réduction de l'oxyhémoglobine.

Les constatations de l'hématospectroscopie étendent les indications du traitement méthodique par les Eaux d'Evian et précisent l'opportunité du traitement.

Les sanctions pratiques acquises en étudiant l'action intime des Eaux d'Evian me feront, je l'espère, pardonner l'aridité de ma conférence.

Ne voyez que la grandeur du but et oubliez l'insuffisance du conférencier.

En faisant cette conférence, je n'ai eu, Mesdames et Messieurs, que le désir qu'exprimait Tyndall en commençant ses leçons sur la chaleur, mode du mouvement :

« Le désir de vous fournir tous les matériaux sur lesquels
« vous puissiez fonder un jugement indépendant.

« De vous mettre en mesure de raisonner comme je raisonne,
« si vous jugez que je sois dans le vrai ;

« De me redresser si je m'égare.

« De me reprendre si vous trouvez que je n'ai pas traité
« loyalement mon sujet. »

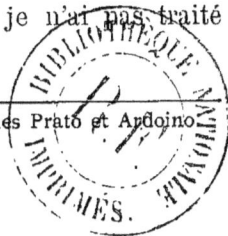

Menton. — Imprimerie Coopérative Mentonnaise, rues Prato et Ardoino.

Les Indications et les Contre-Indications des Eaux d'Évian, déduites des recherches, du Docteur Chiaïs, sur leurs actions intimes et contrôlées par l'experimentation clinique

1° *Les Eaux d'Evian s'éliminent totalement par les voies urinaires et elles s'éliminent par ces voies 15 à 16 fois plus vite que les eaux de source non minéralisées.* Ce mode d'action les fait ordonner avec succès dans la gravelle, dans les maladies chroniques des bassinets, des uretères, de la vessie et de l'uréthre, mais il commande une grande prudence dans le traitement de ces maladies, si elles se compliquent de lésions rénales, car, les Eaux d'Evian, imprudemment administrées à haute dose, peuvent provoquer la recrudescence des néphrites parenchymateuses.

2° *Les Eaux d'Evian activent les fonctions nutritives des éléments anatomiques :* Elles sont donc indiquées dans les atonies de tous les organes; dans les atonies du système nerveux comme dans les atonies gastro-intestinales ; dans l'insuffisance rénale et dans l'insuffisance hépatique.

3° *Les Eaux d'Evian provoquent la réduction totale des matières albuminoïdes.* Les toxines sont de l'ordre des matières albuminoïdes. Les Eaux d'Evian seront donc utiles dans toutes les auto-intoxications. C'est cet effet de totale réduction des matières albuminoïdes qui fait que la dyspnée pré-scléreuse des artério-scléreux est rapidement dissipée par le traitement méthodique par les Eaux d'Evian. Cet effet de réduction totale des albuminoïdes par les Eaux d'Evian explique leur succès dans l'oxalurie, la diathèse urique et dans toutes les manifestations chroniques de l'arthritisme.

4° *Les Eaux d'Evian activent la réduction de l'oxyhémoglobine.* La réduction lente de l'oxyhémoglobine se constate dans la chlorose : si l'action des ferrugineux reste incomplète, une cure à Evian parachève le traitement de la chlorose qui dérive de l'arthritisme et de la chlorose qui par sa guérison incomplète prépare l'arthritisme. L'obésité, l'anémie de croissance, certaines neurasthénies, certaines hypochondries, les chocs nerveux, moraux et physiques, ralentissent également la réduction de l'oxyhémoglobine (Dr Hénocque). Les Eaux d'Evian méthodiquement administrées sont utilement employées dans toutes ces maladies. Les Eaux d'Evian sont indiquées chez les arthritiques goutteux, dyspeptiques, neurasthéniques, artério-scléreux, cardiaques, asthmatiques, hépatiques, obèses, diabétiques, etc., *quand l'évolution de leur diathèse les a déprimés et affaiblis.*

5° L'augmentation de la réduction de l'oxyhémoglobine se constate à l'état pathologique : dans la pléthore, l'angine, la fièvre herpétique, l'emphysème pulmonaire, l'eczema, l'irritation spinale (Dr Hénocque). Tous les états congestifs et pléthoriques sont une contre indication à l'emploi des Eaux d'Evian, car, avec la suractivité de la réduction de l'oxyhémoglobine coïncide presque toujours une suractivité de la réduction des tissus et surtout une suractivité dans la réduction des matières albuminoïdes. Chez ces malades les Eaux d'Evian ne sont jamais rapidement éliminées et elles ne sont jamais éliminées en totalité par les voies urinaires.